Adrian Ortiz

Estilos de liderazgo en medicina

Adrian Ortiz

Estilos de liderazgo en medicina

Una mirada al Liderazgo Médico

Editorial Académica Española

Imprint

Any brand names and product names mentioned in this book are subject to trademark, brand or patent protection and are trademarks or registered trademarks of their respective holders. The use of brand names, product names, common names, trade names, product descriptions etc. even without a particular marking in this work is in no way to be construed to mean that such names may be regarded as unrestricted in respect of trademark and brand protection legislation and could thus be used by anyone.

Cover image: www.ingimage.com

Publisher:
Editorial Académica Española
is a trademark of
Dodo Books Indian Ocean Ltd. and OmniScriptum S.R.L publishing group

120 High Road, East Finchley, London, N2 9ED, United Kingdom
Str. Armeneasca 28/1, office 1, Chisinau MD-2012, Republic of Moldova, Europe
Printed at: see last page
ISBN: 978-620-2-16706-2

ESTILOS DE LIDERAZGO EN MEDICINA

Una mirada al liderazgo médico

Dr. Adrian Ortiz Avila

2024

Dr. Adrian Ortiz Avila

Medico Psiquiatra, Psicoterapeuta

Subsecretaría de Prevención y Seguridad Humana, Nuevo León

TABLA DE CONTENIDO

INTRODUCCIÓN

Actualmente en nuestra sociedad contemporánea se ha puesto de moda el hablar de liderazgo, el ser líder, líder de equipo. Se ha vuelto un tema tan común, pues existe un número importante de personas que se dedican específicamente a eso, a hablar sobre el liderazgo. Tenemos temas como liderazgo en marketing, en tele marketing, en temas de comunicación, y en muchas otras áreas. ¿No sería lógico, pues, también tener ejemplos de liderazgo médico? A lo largo de mi formación de carrera en medicina y en posgrado nunca se me impartieron seminarios sobre estos temas. Y mis contemporáneos estarán de acuerdo.

También sucede que demasiadas personas, dentro del grupo de profesionales, como son profesionales en las ciencias de la comunicación, en el área de psicología, en recursos humanos, en administración de empresas, en ingeniería, incluso en áreas de medicina. Ven que no es solo suficiente el tener los conocimientos necesarios que se impartieron en las mejores universidades.

Es contrastante en nuestro país México, cómo los profesionistas invierten demasiado dinero, y también sus familias, en la mejor educación, y se deja observar que personas que muy apenas tienen el bachillerato terminado, tienen un negocio, tipo puesto de tacos o una tiendita, y se tiene la percepción de que ellos ganan mucho más que el profesionista. ¿Qué es pues, lo que está mal?, ¿Una buena educación no lleva al éxito?, ¿el negocio o el llevar bien los negocios es algo que se da de familia?, o ¿se lleva en la sangre?

Sería demasiado ambicioso, y además se sale de los límites de esta disertación el querer dar indicaciones de cómo emprender un negocio, no, ese no es el objetivo. Más bien es el examinar las características, la teoría, porque la práctica uno la va adquiriendo. Y, como decía un hombre importante de negocios, que la mayoría de las ocasiones todas tus propuestas y proyectos van a ser rechazados por los demás. Acostúmbrate a escuchar la palabra NO, pero a saber cómo lidiar con ella. A Thomas Edison, le costó demasiados intentos "fallidos" el poder crear la bombilla eléctrica. Y, en el ámbito médico. Son muy pocos los médicos que llegan a ser directivos (pero esto tiene que ver con diversos factores, muy pocos tienen el entrenamiento en la maestría y muy pocos se acercan a la dirección de hospitales, es más, a muchos ni quieren estar ahí, pero ya los acomodaron).

La sociedad contemporánea tiende a mirar mucho hacia las apariencias. Lo superficial está de moda, el cómo te vistes como te comportas frente a las masas tiene mucho poder. También es necesario saber ciertos modelos que se manejan en las figuras públicas. Actualmente las redes sociales tienen un poder inmenso. Cuantos personajes públicos, como políticos, grandes empresarios, artistas y los mismos profesionistas, como los psiquiatras. Pueden ser destrozados en minutos por el poder de las redes sociales y la información que la gente toma como verdadera de ellas.

LIDERAZGO MEDICO

Un estudio de la revista Forbes del 2020, nos indica cuales son las 3 características de un buen líder:

1.- Un buen líder es humilde, él sabe que no lo sabe todo, sabe que se equivoca, está abierto a las sugerencias de los demás, es capaz de corregir y buscar el buen consejo de equipo. Lo opuesto a la humildad es la soberbia.

2.- Otro principio es su integridad, su coherencia, que exista armonía y concordancia con lo que dicen, piensan y hacen. Su equipo estará satisfecho de ver estas cualidades en su líder. Además sostienen los valores que predican.

3.- Cumplen las metas que se proponen. Por eso el líder debe de ser realista no poner metas muy altas o que sean extraorbitantes pero también no pone metas tan bajas, al final, el equipo de trabajo lo que quiere es ver que se crearon más y mejores resultados.

Otro estudio de la revista HBR (Harvard business review), del año 2018, nos indica que para ser líder o ejercer un puesto de poder no hace falta tener un papel formal de liderazgo, cualquier persona en cualquier trabajo, en su organización o compañía, si toma la iniciativa, para mejorar algún proyecto, poner en marcha innovaciones, efectuar cambios o mejorar resultados, tiene entonces un papel de líder. El líder no nace, se hace.

Y claro, que se debe de estudiar demasiado. Sea cual sea la profesión que uno realice, se debe de estudiar bastante de la carrera que uno eligió y de cómo ser un buen líder, además. Claro que no existen recetas de cocina. Y uno debe de "tropicalizar" la teoría con nuestro centro de trabajo. Es pues, todo un arte. Así como lo es el arte de la práctica clínica en la psicoterapia.

Así como en muchas otras áreas y profesiones es necesario el papel del líder para coordinar los diversos equipos en una empresa o corporación. Es necesario, pues, las actitudes y destrezas de liderazgo en ciertos médicos para que puedan desempeñar las funciones adecuadas en el manejo del personal y la propia empresa (en este caso una clínica u hospital)

La pandemia nos ha dejado múltiples experiencias tanto positivas como negativas en el ámbito de la administración hospitalaria y en general en el desempeño de todos los sistemas de salud en todo el mundo.

Por el lado negativo se evidencio que ningún país ni de primer mundo o de nivel sub desarrollado, capitalista o comunista, o wherever, puede soportar el ataque masivo a sus sistemas de salud. Es imposible tener un número suficiente de camas, de hospitales, de servicios médicos, vaya. Simplemente porque gran parte del personal médico fue atacado en su integridad física y emocional a lo largo de la pandemia. Y la experiencia más "reciente" en pandemias, fue hace poco más de un siglo. Prácticamente no había nada escrito sobre el manejo adecuado. En la pandemia de la gripe española, nunca se pudo crear una vacuna, ni se pudo examinar el virus a detalle. Y otra gran parte negativa, es el impacto en salud mental, tanto en población general como en el personal, medico. La paranoia masiva, el miedo intenso ante el COVID- 19. La psicosis masiva. Un caos en general.

Pero, no todo puede ser completamente negativo. Las cosas positivas que se pueden sacar de este fenómeno universal:

1.- Cuando se crearon los equipos COVID. Que fueron equipos multidisciplarios, en donde todos los especialistas; médicos internistas, médicos cirujanos, oftalmólogos, otorrinolaringolos, gastroenterólogos, cardiólogos, vaya, hasta ,los psiquiatras tuvimos que entrarle al ruedo. Y ha sido una experiencia inolvidable, y muy agradable.

2.- Las necesidades de cubrir puestos administrativos en las áreas de gobierno de los hospitales. Yo mismo siendo médico psiquiatra cubrí en varias semanas los puestos de coordinador médico y de subdirección. Esto es algo que tuve que coordinar con la teoría que recibí en mi adiestramiento en la maestría de administración de hospitales de la Universidad del Norte. Las clases clave que más me han ayudado, como, recursos humanos, estrategias de liderazgo, auditoria de hospitales. Y en general, las habilidades que he adquirido como speaker administrando coaching médico en diversos laboratorios de la línea psicofarmacológica. Tuve la oportunidad de dirigir al personal médico quirúrgico, personal de enfermería, asistentes médicos, personal médico internista. Sobrellevar también el burnout de diversos colegas médicos. Proporcionando y creando los grupos Balint para médicos residentes y médicos adscritos de mi hospital. El tener que coordinar los traslados.

Solo por citar ejemplos; se contaba con una ambulancia institucional y con dos ambulancias subrogadas, pero en diversos momentos se sobresaturaba el servicio, no nos dábamos abasto con las ambulancias, o el tiempo de espera era muy diferido. Como en esta época eramos hospital COVID – 19 al 100%, los diagnosticos No COVID, tendrían que ser trasladados a otros hospitales, pero desgraciadamente en muchas ocasiones se estaba al cien por ciento de su capacidad; y existían casos de emergencia como torsión de ovario en niñas adolescentes, o apendicitis aguda supurosa, que tenían que intervenirse de emergencia, y no se podían intervenir quirúrgicamente en nuestra unidad por el alto riesgo de complicaciones con COVID – 19. Y en estos momentos tener que hablar directamente con los diversos coordinadores y directivos de otras clínicas, No _ COVID, fue toda una hazaña, y me gustaría decir que en todos los momentos nos fue bien, pero no fue así, muchos diagnósticos, se quedaron en urgencias a espera de complicaciones. El liderazgo médico también implica el tener que lidiar con directivos de otras clínicas u hospitales, discutir prioridades, las diferencias de ideas, que muchas veces vienen de prejuicios muchas veces son los principales obstáculos. Pero también el tener que lidiar con las diversas especialidades o personalidades de otros médicos, eso forma el carácter, y se van conociendo las personalidades de otros médicos directivos:

2.1. Así a grandes rasgos en base a los ejemplos que adquirí, se pueden tener diversos tipos de personalidades de médicos directivos:

2.1.1- Uno es el medico directivo que llega y se sienta en su silla todo el turno, nada más para llenar papeles, dar firmas y esperando su salida del turno, en caso de alguna complicación o emergencia, no se cuenta con su presencia. Este caso de ejemplo no dista mucho de personalidades de empleados, tipo goddines que aprenden de manera rápida, y se dejan llevar por la pereza social. La pereza social es esa inercia colectiva que hace sentir al individuo que se diluye en la masa, claro en el caso de los directivos puede ser menos evidente, pero se contenta con el supuesto de que "es que todos lo hacen así", o "es lo que vi", "así me lo enseñaron", "si lo hace alguien de mayor jerarquía por que yo no?".

Claro este tipo de personalidad directiva tiene sus partes funcionales y disfuncionales; algunas de las partes funcionales para los subordinados es la falsa creencia de que la inercia o pereza social es un modelo a seguir, y por mucho tiempo puede funcionar, sin embargo, cuando existe la necesidad de castigo para poner un ejemplo, esta sensación de pereza social se desvanece en segundos. Es más que nada una máscara. La parte más disfuncional de este tipo de personalidad, que va de la mano con un modelo meramente burocrático, es que de pronto a los subordinados, empleados médicos, les da la impresión de que no hay una cabeza, esa misma actitud pasiva se transmite y no se hace sentir un líder, no se ve la cabeza del equipo, y en ultima instancia, la sensación de abandono. - "estamos solos como equipo" -

2.1.2. – otro tipo. El tipo de directivo aprensivo, paranoide, controlador, que está detrás de todas las especialidades, tiene la ventaja de que tiene el conocimiento de todas las áreas y servicios, así como de sus necesidades. De repente tiene una estela de caridad, de afabilidad, de estar al pendiente de cada uno. Una parte muy funcional es que los médicos subordinados se sienten acompañados, vigilados (hasta cierto punto esto les da un regocijo), y la sensación de que son parte de un equipo que tiene un líder, aquí si se ve la cabeza del líder. La parte disfuncional, es que esta misma aprensividad de repente incomoda, hace sentir a las demás partes del esqueleto medico como que en verdad están siendo controlados, a los médicos subordinados no les gusta sentir que son meramente obreros, y que son dirigidos y no hay espacio u oportunidad para la innovación ni la espontaneidad.

Estos dos modelos anteriores son meramente paternalistas. Por un lado el padre que abandona y por el otro el padre aprensivo y controlador.

Pero también existen otros modelos, no tan unilaterales. Son mas o menos recientes en nuestro ambiente.

2.1.3.- Otro tipo de directivo médico. El directivo médico que es joven, alegre, es joven en comparación con otros más añejos que tienen un carácter más burocrático. Y este médico directivo joven busca más la conciliación, el ser parte de los diversos equipos, se le ve por los pasillos, mas allá de las oficinas administrativas, de repente cena con enfermeros, médicos, demás personal del hospital. De una primera impresión cae bien. Es alegre, carismático y entusiasta. Esta misma actitud quiere contagiarla a sus empleados. Existe una relación recíproca, tiende a la escucha activa. Aun así, existen partes tanto funcionales como disfuncionales. La parte funcional, es que este directivo tiende a escuchar en verdad, está abierto a las diversas propuestas, las sugerencias, le da el peso de importancia a la especialidad del médico o enfermera que lo consulta. Tiene las ganas de querer emprender un hospital como su hogar. La parte disfuncional es que los recursos son limitados, sobre todo en el medio público. Y por más que se escuchen las quejas y querellas del equipo no se pueden solucionar, por otro lado, le falta experiencia, también muchos médicos, sobre todo ya de base con años, y anquilosados en su mecánica institucional, son reacios a escucharlo, la diferencia generacional es importante, muchos médicos son hijos de los baby boomers, o algunos son sobrevivientes baby boomers, negados a jubilarse, y están ampliamente amparados por sindicatos, en ocasiones sindicatos rojos. Lo que hace problemático que los miembros más viejos del equipo no lo quieran escuchar. La parte mas importante de este ejemplo de medico directivo es que tiene desarrollada la empatía y en verdad se conecta con las diversas partes del equipo, cosa que no sucede con los dos modelos paternalistas citados más arriba. Por muy aprensivo y controlador que sea un directivo, como quiera no le van a hacer caso el cien por ciento del equipo, y mucho menos si se esconde en la pereza social.

Otro aspecto importante a revisar es que en muchas empresas tanto internas como externas en bastantes ocasiones te van a decir que no. Acostúmbrense a recibir varios NO´s, tener persistencia para seguir adelante. Aunque muchas veces exista le negativa de los demás. Claro nosotros no somos monedita de oro para caerles bien a los demás.

Hace tiempo lei el libro de Donald Trump, sobre el secreto del éxito. Claro, el Trump, siempre un personaje tan controversial. En definitiva como presidente de USA, no es buen ejemplo, y es amado por unos y odiado por muchos mas. Pero tiene unas partes rescatables sobre lo que dice, eso me sorprendio, la inteligencia financiera, el hecho de ser terco; a pesar de lo que lo que es evidente para los demás y que el sigue en lo suyo, esto muchas veces es importante, como líder medico, muchas veces los demás tendrán caos interno, miedo, con tendencia a la paranoia, y uno debe estar tranquilo, aunque sea en apariencia externa, y esto nos dara tiempo de pensar; pensar en como solucionar los problemas. Trump, menciona mucho el que se debe de enfocar en las soluciones y no en los problemas. Fijarse en los aspectos positivos de los demás. Cuando llegamos a tener subordinados, es fácil ver los errores de los demás, pero es difícil ver las partes positivas y saber en que lugar colocarlos para que se desempeñen mejor, es un ganar – ganar.

EJEMPLOS DE LIDERAZGO MEDICO

Un artículo de medigraphic (2003), nos da dos ejemplos completamente opuestos sobre líderes médicos. Y es importante como los plasma y sobre todo porque son situaciones de la vida real y en el sector de salud pública. Carrada Bravo, T. "Diseño de un nuevo modelo de gestión" Rev. Mex. Patol Clinic. 2003. Por un lado nos muestra cuando un joven médico internista lo hacienden a director de su unidad. El nota varias deficiencias en la atención a los pacientes, en el seguimiento de detección de cáncer cervicouterino, los tiempos de espera para las consultas, los tiempos de espera para las cirugías y en general el tenso ambiente entre los compañeros médicos y enfermeros. Este médico por muchas semanas se da a la tarea a revisar todo el personal del hospital en los diversos turnos, acude hasta los turnos de noche y de fin de semana. Habla con los jefes de servicio y escucha sus principales preocupaciones. Si bien no puede gestionar el aumento de salarios ni aumento de ciertos recursos materiales. Implementa varias estrategias, las cuales coordina con juntas de los diversos servicios, y mejora la calidad y cantidad de atención a los pacientes. Un esfuerzo hecho por varios y compartido. Por otro lado, nos muestra el ejemplo de una dirección médica fallida.

- En este caso existía un grave problema en un hospital de zona, era pues el gran diferimiento de las cirugías programadas, no se atendía a tiempo a pacientes para cirugías electivas, no había suficiente ropa quirúrgica, no había instrumental suficiente, la mayoría de los pacientes tenían que esperar 6 meses o más. La pocas cirugías de urgencia se atendían pero no había un correcto seguimiento. El equipo de cirujanos no se comunicaba entre ellos, la mayoría de ellos no conocían al director del hospital y las pocas veces que tuvieron contacto con él fue para recibir amenazas o reprimendas. El director del hospital presionado y sin información de background de sus equipos de trabajo, convoco a una reunión exprés del cuerpo de gobierno, con cierta paranoia en su mente. Como resultado de esta reunión, exprés, el director se compromete a encontrar a los culpables y aplicar las sanciones correspondientes. Como resultado provoco la renuncia de varios médicos cirujanos con amplia experiencia, mejor se fueron a otros hospitales o centros donde no existiera el componente persecutorio por parte de los directivos. Como contrapartida los directivos reclutaron a médicos cirujanos mas jóvenes pero al poco tiempo terminaban renunciando, debido a que experimentaban un clima laboral tenso, persecutorio, su moral era baja, la distribución de los trabajos inequitativa. Las jefas de enfermeras y de trabajo social manifestaron el deseo de mantenerse al margen de este problema, desde su óptica no era de su incumbencia. Los usuarios se quejaron de mal trato, incumplimiento de las citas y solicitaron ser atendidos en otro hospital. Claramente la directiva médica es un arte y una ciencia a la par. Y no corresponde a una sola persona. Pero si es importante revisar diversos tipos de liderazgo médico, diversos ejemplos, también de otras empresas de otros giros. Pero al final de cuentas debemos de ver cual estilo nos acomoda más y cual es más funcional para nuestra empresa y equipo de trabajo.

BIBLIOGRAFIA

1.- Michael Porter. Ventaja y estrategia competitiva. 2005. Ed. Planeta.

2.- El reverie materno de Wilfred Bion. www.temasdepsicoanalisis.org

3.- Ibañez M. "Michael Eigen y Wilfred Bion, el contacto con las profundidades. 2014. Revista de psicoterapia relacional.

4.- Santabarbara J, Et – Al. "Prevalence of anxiety in the COVID – 19 Pandemic". Progress in Neuro Psycho and Biol Psychi. 2021.

5.- Ortiz, A. Juarez, M. "Psicoanalisis, psicoterapia psicoanalítica y estigma" Clinica e Investigacion Relacional. 2019.

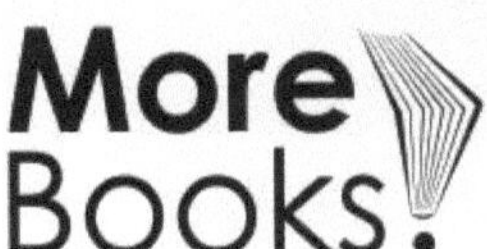

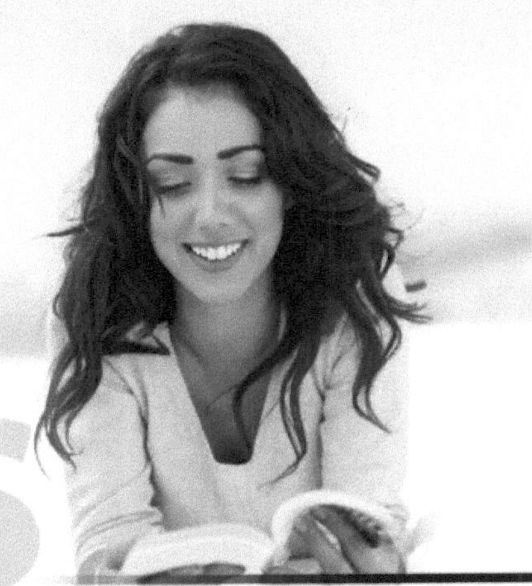

yes
I want morebooks!

Buy your books fast and straightforward online - at one of world's fastest growing online book stores! Environmentally sound due to Print-on-Demand technologies.

Buy your books online at
www.morebooks.shop

¡Compre sus libros rápido y directo en internet, en una de las librerías en línea con mayor crecimiento en el mundo! Producción que protege el medio ambiente a través de las tecnologías de impresión bajo demanda.

Compre sus libros online en
www.morebooks.shop

info@omniscriptum.com
www.omniscriptum.com

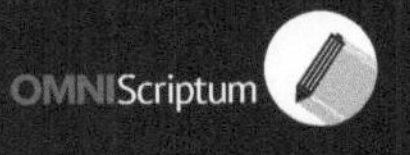

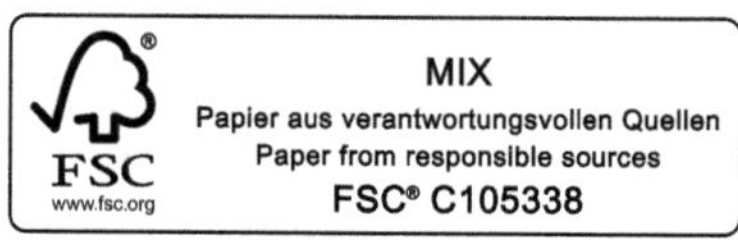

Printed by Books on Demand GmbH, Norderstedt / Germany